AF330430

CÉBOCÉPHALIE.

CÉBOCÉPHALIE

AVEC ADHÉRENCE DU PLACENTA

AU CRANE ET A LA FACE

SUR UN FŒTUS HUMAIN

Par le docteur A. CHARVET,

PROFESSEUR HONORAIRE D'ANATOMIE

A l'Ecole de médecine et à la Faculté des Sciences

DE GRENOBLE.

—

Avec 4 planches

—

GRENOBLE

MAISONVILLE ET FILS,

Libraires-Editeurs,

GRAND'RUE.

—

1874.

CÉBOCÉPHALIE

Avec adhérence du placenta

AU CRANE ET A LA FACE

Sur un fœtus humain.

Un enfant mâle est né vivant à Grenoble dans le courant du sixième mois de la gestation, la tête, médiocrement garnie de cheveux, petite relativement à la masse totale, le corps couvert d'un duvet abondant. Cet enfant, plein de santé si l'on en avait jugé par son embonpoint remarquable et par la coloration de la peau au moment de la naissance, est atteint d'hydrocéphalie. Une poche volumineuse fait saillie sur le haut de la tête, se prolonge en avant et retombe sur le front jusqu'au-devant des yeux où elle est bilobée par la pression du placenta auquel elle est adhérente. De plus, la face présente une anomalie rare : elle est adhérente aussi au placenta par les régions de la lèvre supérieure, du nez et de la ligne moyenne du front. La résistance du placenta d'une part et le poids de l'enfant d'autre part, ont provoqué des tiraillements qui ont donné à l'ensemble du placenta et du cordon la disposition dite « en raquette, » en même temps qu'ils ont provoqué la formation de brides et de plis réunis en un faisceau volumineux étendu de la masse placentaire au fœtus, lequel a subi de son côté une difformité considérable dans les parties médianes de la face, du front et du sommet de la tête. La lèvre supérieure manque en grande partie ; elle est réduite à deux petits lobes latéraux séparés par une grande échancrure occupée par une portion de la bride placentaire adhérente au bord interne des deux petits lobes. (Fig. 1 et fig. 2.)

Le nez manque aussi, par l'extension de la bride du placenta dont l'adhérence se prolonge sur cette région. Cependant les limites du nez sur les joues paraissent indiquées par deux plis obliques, latéraux, que leur position et leur direction peuvent faire considérer comme représentant de chaque côté une petite portion du sillon naso-labial. Quant à la partie saillante du nez, elle manque totalement ; sa place est occupée par l'extension avec adhérence de la bride placentaire qui se prolonge en s'étendant sans interruption sur la ligne médiane frontale et plus haut sur le sac hydrencéphalique auquel elle adhère aussi, qu'elle comprime superficiellement et auquel elle donne la forme bilobée.

La mâchoire inférieure étant abaissée, on voit l'ouverture de la bouche quadrilatère et largement béante dans le sens transversal comme dans le sens vertical, agrandie qu'elle est par l'absence de la portion moyenne de la lèvre supérieure.

Ce fœtus, vu la date de la grossesse et l'état du cerveau, n'était évidemment pas viable, et pourtant, né dans la nuit, il vécut jusqu'à la fin de la matinée, faisant entendre par intervalles des vagissements presque comme un fœtus à terme.

L'examen plus complet du placenta sur le petit cadavre fait voir que la bride d'adhérence est en prolongation directe avec le cordon ombilical qui a été évidemment un agent de résistance et de traction, et fait voir aussi que

la masse principale du placenta a refoulé et maintenu la
poche encéphalique contre le front et au-devant des yeux.

A la dissection, on constate l'adhérence intime et non
interrompue du placenta sur toute la longueur de la ligne
moyenne de la face et du front, et sur une largeur
variant entre huit et dix millimètres. On peut cependant
séparer avec le scalpel les parties attenantes sans les endom-
mager, et l'on voit très-bien alors que la partie moyenne de
la lèvre supérieure manque complètement et qu'il n'y a ni
saillie nasale, ni orifice des narines, ni trompe ou tubulure
cutanée, ni aucune sorte de relief sur la région interorbitaire qui est pourtant indiquée par deux petites mèches
latérales de sourcils, séparées l'une de l'autre par la ligne
d'adhérence mise à découvert après le décollement du
placenta par le scalpel.

Au-dessus du front, l'adhérence se continue sur le sac
hydrencéphalique, où elle est bien plus large et surtout
plus serrée qu'à la face. Par la dissection sur cette région,
le sac a été ouvert accidentellement et l'on a pu reconnaître
qu'il était formé par la peau du crâne doublée par une
expansion des méninges qui s'était produite par la suture
pariétale restée largement ouverte sur toute sa longueur,
l'expansion formant une sorte de pédicule allongé. L'ouverture du sac a laissé écouler une forte demi-verrée de
sérosité trouble et mêlée de grumeaux de substance cérébrale en suspension dans le liquide séreux.

Le squelette de la tête répond aux anomalies des parties
molles : les deux os incisifs manquent en totalité ; leur
place restée vide présente à la partie moyenne de l'arcade
alvéolaire une large échancrure (gueule de loup) limitée
de chaque côté par la saillie très-forte des alvéoles des
dents canines. Au-dessus de l'échancrure, les os du nez
manquent également, ainsi que les apophyses montantes
des maxillaires supérieurs, en sorte qu'il manque tout ce

qui, dans la conformation régulière, compose le squelette
de la saillie du nez. Dès lors les orbites, n'étant plus tenues
à distance l'une de l'autre, se sont rapprochées vers la
ligne médiane ; les deux apophyses orbitaires internes du
frontal n'ayant pas leur dimension ordinaire transversalement, se sont rapprochées, se sont soudées par une suture
médiane et ont formé entre les orbites une cloison de
quatre millimètres d'épaisseur. C'est tout ce qui reste de
distance entre les cadres des deux orbites, ainsi que l'in-
dique la fig. 3.

Un rapprochement analogue entre les deux moitiés
latérales du frontal s'est opéré sur la ligne médiane infé-
rieurement ; il manque sur cette ligne toute l'échancrure
nasale et au-dessus de cette échancrure tout ce qui, dans
l'adulte, aurait formé la bosse nasale. Ces déficits ont été
comblés par le rapprochement des deux portions latérales
conservées du frontal, dont la suture médiane est déjà en
voie de consolidation dans sa partie inférieure, avec cette
particularité que le bord du demi-frontal gauche recouvre
légèrement le bord du demi-frontal droit.

Notons encore l'ossification avancée et la densité précoce
de tissu de tout le frontal, mais surtout de sa région , je
ne dirai pas sus-nasale, cette région manque, mais de sa
région interorbitaire comparée à la portion supérieure du
frontal et surtout comparée à l'ossification moins avancée
des pariétaux.

On voit aussi sur la fig. 3 comment les deux apophyses
montantes des os maxillaires ayant fait défaut, la portion
interne du cadre de chaque orbite a perdu une partie de sa
hauteur en même temps que les orbites paraissent sensiblement plus allongées dans le sens transversal ; comment
les deux apophyses orbitaires internes, ou mieux les deux
demi-bosses nasales des deux demi-frontaux, rétrécies
transversalement, se sont rapprochées l'une de l'autre

jusqu'au contact et se sont réunies par suture pour venir prendre appui directement sur les deux maxillaires supérieurs à défaut des deux apophyses montantes de ces maxillaires; et enfin comment il est résulté de tout cet ensemble une face osseuse qui ne présente ni saillie nasale, ni ouverture des narines, et dont les deux maxillaires supérieurs et les deux demi-frontaux se sont réunis chacun à chacun, en même temps que se sont réunis les deux demi-frontaux avec les deux maxillaires, comblant ainsi la vaste lacune qui serait restée sur cette face sans ces rapprochements si insolites et en même temps si réguliers.

Les globes oculaires sont contenus dans les orbites et me paraissent avoir un volume moindre que ne comporterait l'âge du sujet. Les paupières sont régulièrement conformées, mais moins fendues proportionnellement que dans l'état normal. Les pavillons des oreilles sont réguliers, la langue est normale de forme et de dimensions.

Je dus enlever une portion de la voûte du crâne pour étudier l'encéphale et particulièrement les anomalies de la partie antérieure des hémisphères cérébraux et de la face. Mais, soit par l'abondance de la sérosité, soit par le travail de l'accouchement, tout était en bouillie et en grumeaux flottant dans un liquide trouble. La protubérance cérébrale, mieux garantie sur la base du crâne, était assez bien conservée, surtout dans sa partie inférieure, pour qu'on pût y retrouver les troncs nerveux qui y ont leurs origines apparentes.

La cavité du crâne présente des anomalies qui sont la conséquence des anomalies extérieures. Il manque à l'os frontal tout ce qu'il devait fournir à la gouttière longitudinale et toute la crête frontale. A la base du crâne, toute la portion antérieure des gouttières ethmoïdales (lame criblée) manque aussi; leur place est occupée par les deux bosses orbitaires du frontal qui se sont mises au contact bord-à-bord l'une de l'autre, supprimant ainsi toute l'échancrure ethmoïdale et par conséquent toutes les attenances et enclaves de cette échancrure : épine nasale, apophyse crista-galli, emplacement des ouvertures des sinus frontaux, trous orbitaires internes et gouttières ethmoïdales, sauf cependant en arrière, où l'on voit sur la ligne médiane, au-devant du sphénoïde, une gouttière triangulaire étroite et profonde, à sommet antérieur ; c'est tout ce qui reste de la lame criblée de l'ethmoïde, ou, plus exactement, de la fusion des deux lames criblées réunies en une seule pièce médiane qui représente le peu de ces lames qui a pu se développer.

Toujours à l'intérieur, la base du crâne présente le sphénoïde antérieur bien formé, petites ailes, apophyses clinoïdes antérieures et trous optiques. Plus en arrière, la portion de la grande aile du sphénoïde qui est étrangère à la base du crâne est régulière aussi ; elle concourt comme à l'ordinaire à faire une partie de la fosse temporale et de la fontanelle de cette fosse ; mais la portion basilaire des grandes ailes qui fait partie de la fente sphénoïdale, et qui comprend les trous maxillaire supérieur, maxillaire inférieur et la portion la plus interne de la fente sphénoï-dale, toute cette portion du sphénoïde est remplacée par une lame fibreuse qui représente la partie non ossifiée et qui forme dans ce fœtus la seule séparation existante entre l'intérieur du crâne et l'arrière-fond de chaque orbite.

Plus en arrière encore, les deux rochers, le trou basi-laire ou occipital et les fosses occipitales sont dans l'état normal.

Nous avons vu les anomalies liées directement aux adhé-rences du placenta sur la face, le front et le haut du crâne, mais les parties latérales ont aussi subi des anomalies consécutivement. Les orbites n'ont pas leur dimension en

hauteur ; sur la paroi interne, la lame papyracée de l'ethmoïde, moins haute proportionnellement chez le fœtus
que chez l'adulte, est moins haute ici que chez un fœtus
normal ; le contour du cadre orbitaire n'est ni quadrilatère
comme chez l'adulte, ni elliptique comme chez le fœtus :
il est subtriangulaire par l'absence de l'apophyse montante
du susmaxillaire, avec réduction de la hauteur du cadre
vers l'angle lacrymal. En outre, cette paroi interne n'est
pas complète ; en arrière il manque une portion de la lame
plane ou papyracée restée membraneuse, et en avant
l'unguis manque en totalité, probablement par suite de
l'absence d'apophyse montante au maxillaire. Ainsi, au
point même où dans une tête bien conformée se trouve la
gouttière lacrymale qui établit une communication directe
entre l'orbite et la fosse nasale, nous trouvons ici, mais
dans une condition anomale, une communication directe
entre les deux orbites par absence des os unguis et aussi
une communication directe de chaque orbite avec la cavité
bucco-nasale.

Je dis la cavité *bucco-nasale*, car il n'y a dans cette face
ni vomer, ni lame perpendiculaire de l'ethmoïde, ni voûte
palatine, c'est-à-dire que les deux fosses nasales et la
bouche sont réunies en une seule cavité. La même cause
qui a arrêté le développement de la crête sagittale du
frontal, de l'épine nasale et de l'apophyse crista-galli a
entravé en dessous le développement de toute la cloison
des fosses nasales : il n'y a donc qu'une seule fosse nasale
médiane, et d'autre part la voûte du palais aussi manque
en grande partie. Par un arrêt de développement des apophyses palatines appartenant aux os maxillaires et de la
portion horizontale des os palatins, cette voûte est réduite
à deux rebords étroits, un de chaque côté, faisant saillie
en dedans, tout le long des bords alvéolaires supérieurs.
Ces deux rebords représentent par leur face supérieure

tout ce qu'il y a de plancher nasal et, par leur face inférieure, tout ce qu'il y a de voûte au palais. La partie
moyenne de la voûte manque donc, ainsi que la luette et
la partie moyenne du voile du palais ; il y a là une ouverture de quatorze millimètres en largeur, s'étendant sur
toute la longueur du palais, laissant une libre communication entre la bouche et les fosses nasales dépourvues de
cloison, les trois cavités étant ainsi réunies en une seule
cavité *bucco-nasale*, ainsi que nous l'avons dit précédem-
ment. Cette cavité, large en bas (portion buccale), de plus
en plus étroite en haut, et surtout en avant (portion nasale), est limitée dans sa partie supérieure par un plafond
formé en avant par les deux lames susorbitaires du frontal,
nous le savions déjà ; en arrière, par le peu qui a été
conservé des lames criblées de l'ethmoïde, et tout-à-fait en
arrière, par le corps du sphénoïde.

Il nous reste à connaître les deux parois latérales de la
fosse nasale, parois qui, dans une tête normale, auraient
été chacune la paroi externe de la fosse nasale de son
côté : or, chaque paroi externe ou latérale est formée,
comme à l'ordinaire, par la masse ethmoïdale de son
côté, mais très-incomplètement développée tant en raison
de l'âge qu'en raison de l'anomalie, sur laquelle on dis-
tingue un seul cornet rudimentaire mais bien caractérisé ;
ce ne peut être que le cornet moyen, à en juger par sa
position et par l'intervalle qui le sépare du rebord palatin, représentant le plancher nasal ; le cornet inférieur
aurait donc manqué.

Tout-à-fait en arrière sont les apophyses ptérygoïdes,
chacune avec ses deux ailes bien distinctes et un petit
tubercule cartilagineux enclavé entre les ailes, indice de
la future apophyse pyramidale du palatin.

A voir la bouche du fœtus avant la dissection, on aurait
pu supposer que le maxillaire inférieur était exempt de

toute anomalie; il a pourtant subi une déformation, le corps de l'os présente une hauteur sensiblement plus marquée sur sa partie moyenne (neuf millimètres) que sur ses côtés (six millimètres en dehors des alvéoles incisives externes). Remarquons que le bord inférieur est tout-à-fait normal, la hauteur excédante est donc toute sur le bord incisif où elle correspond exactement à l'échancrure intermaxillaire supérieure, provenant de l'absence des os intermaxillaires, de manière que lorsque la bouche est fermée, la saillie du bord maxillaire inférieur est reçue dans l'échancrure de la mâchoire supérieure (fig. 3); et comme d'autre part l'absence des intermaxillaires a réduit la saillie en avant de la mâchoire supérieure, celle-ci, au lieu de déborder un peu en avant la mâchoire inférieure, comme sur une tête bien conformée, est dépassée par le bord alvéolaire du maxillaire inférieur, sauf une petite saillie de chaque côté qui est formée par l'alvéole renflée des dents canines supérieures et qui vue sur le profil (fig. 4), simule sur le dessin la saillie du nez.

Nous remarquons encore sur ce maxillaire inférieur que son tissu à la surface est plus compacte dans la portion moyenne hypertrophiée que dans les autres portions restées à l'état normal: la suractivité nutritive s'est étendue à la symphyse sous-maxillaire, dont la consolidation est déjà commencée et bien plus avancée que chez un enfant à terme, chez lequel les deux branches ne se soudent que dans le courant de l'année de la naissance.

Le développement prématuré de la mâchoire inférieure n'est pas limité à la portion incisive de l'os proprement dit; les germes dentaires correspondants y ont participé, les dents incisives moyennes ont déjà leur couronne complètement formée et le bord tranchant de chacune affleure le bord de l'alvéole : l'incisive inférieure gauche est aussi en voie de formation, mais ni la similaire droite ni aucune des autres dents inférieures n'est apparente. Il est vrai que dans l'état ordinaire les incisives moyennes inférieures sont les plus précoces, mais ici elles ont devancé l'époque régulière, elles sont plus avancées que sur un fœtus de neuf mois.

Ces particularités sur le maxillaire inférieur considérées isolément seraient peu importantes, mais elles se rattachent à un ensemble général, savoir : l'ossification prématurée dans diverses parties qui ont cela de commun entre elles d'être attenantes à des régions qui ont subi soit des retards, soit des arrêts, soit des déficits dans leur développement. Ainsi sans sortir du cas présent n'avons-nous pas le développement hâtif de la partie moyenne du maxillaire inférieur ; hauteur du bord alvéolaire sur la portion incisive, formation précoce des dents de cette région, densité prématurée du tissu osseux dans cette même région, consolidation de la symphyse, le tout en compensation avec l'avortement des os intermaxillaires ?

Rapportons aussi à l'absence des intermaxillaires le développement exagéré des alvéoles des canines supérieures. Ces alvéoles contiennent déjà leurs follicules volumineux et les couronnes bien apparentes de leurs dents.

N'avons-nous pas aussi la suture frontale en voie de formation ? Les deux bords osseux correspondants sont déjà arrivés au contact sur la surface externe, et à l'intérieur, là où devait être la crête sagittale, la perte de substance est compensée par l'ossification hâtive des deux demi-frontaux et par la consolidation prématurée de la suture sur la table interne toujours plus prompte que sur la table externe. Or tous ces développements hâtifs en date, en dimensions, en densité de texture, sont des applications de la loi de *balancement organique*, c'est-à-dire de la compensation qui s'établit spontanément entre les organes

en retard de développement ou restés rudimentaires et
ceux qui leur étant connexes utilisent à leur profit des
matériaux nutritifs devenus disponibles. A quoi on peut
ajouter une autre influence, c'est que là où des organes
médians nécessaires par leur position pour constituer
l'unité individuelle viennent à manquer par arrêt de développement ou par destruction, les organes latéraux symé-
triques entre eux se rapprochent jusqu'au contact et
s'unissent pour constituer ou pour reconstituer cette
unité par une combinaison anormale (1).

Considérée en elle-même, indépendamment de l'adhérence du placenta, la cébocéphalie est très-rare dans
l'espèce humaine. Isid. Geoffroy Saint-Hilaire n'en con-
naissait que deux cas, l'un décrit par Sœmmering, l'autre
par le docteur Laroche. Ce dernier avait, comme celui de
Grenoble, une large fissure au palais ; une grande cavité cor-
respondait à la fois aux deux fosses nasales et à la bouche ;
il n'y avait pas d'os de nez, les orbites étaient très-allon-
gées transversalement et très-rapprochées, mais moins que
dans le cas actuel puisqu'elles étaient séparées par les
apophyses montantes bien développées et articulées entre
elles et avec l'épine nasale du frontal. C'est une des prin-
cipales différences entre le cébocéphale du docteur Laroche
et celui de Grenoble. Ces particularités et quelques autres
que nous omettons établissent la presque identité du cas
Laroche avec le nôtre. N'y aurait-il pas eu aussi adhérence
du placenta ? Il est regrettable que le sujet n'ait été connu
que par le squelette.

Le cébocéphale de Grenoble serait donc le troisième
connu, mais j'en ai trouvé un quatrième antérieur à ceux-

---

(1) Loi de soi pour soi (Etienne Geoffroy Saint-Hilaire). Loi des
symphysies (Breschet).

ci et non signalé, qui a été soigneusement disséqué et décrit par Ballay (le jeune), chirurgien à Orléans (*Journal de médecine*, novembre 1755). En voici le résumé dans lequel j'ai conservé autant que possible les expressions de l'auteur.

Une fille est née à Orléans le 30 juillet 1755. La tête était beaucoup plus petite que dans l'état naturel et ressemblait à celle d'un singe. La lèvre supérieure manquait, il n'y avait que deux petites portions charnues, une de chaque côté des commissures ; elles étaient formées par la continuation de la peau des joues, ce qui faisait une espèce de bec de lièvre; l'enfant n'avait pas de luette et ne pouvait pas teter, il fallait l'alimenter à la cuillère ; elle vécut ainsi pendant quatre jours.

A la dissection on vit que la partie antérieure et moyenne de la mâchoire supérieure et aussi les portions latérales manquaient en partie. Cette mâchoire contenait deux dents molaires presque sorties de leurs alvéoles. Il sortait de ces mêmes os deux petites apophyses aplaties qui se terminaient à la partie supérieure et latérale du nez, de chaque côté, par des pointes très-grêles. On ne voyait pas les sinus maxillaires ni les os du palais, de façon que la voûte du palais n'était que membraneuse.

Le nez n'avait que cinq lignes et demie de longueur sur trois de largeur et n'était formé que des téguments communs des environs. Sa partie supérieure et latérale de chaque côté était soutenue par les extrémités des deux apophyses des os maxillaires.

On ne trouva ni les os propres du nez ni les cornets inférieurs ; il n'y avait point d'ouvertures nasales tant intérieurement qu'extérieurement.

Les fosses orbitaires étaient beaucoup plus petites qu'elles ne doivent être ; il ne manquait rien aux paupières, mais leurs ouvertures étaient extrêmement petites.

Les yeux étaient aussi extrêmement petits et cachés au fond des orbites ; le droit surtout était réduit à une vésicule. Les deux avaient leur nerf optique.

Les os du crâne étaient dans leur forme et situation ordinaires, mais le coronal était plus mince à sa partie inférieure et antérieure que dans ses autres parties. Sa portion intérieure n'était point échancrée pour loger l'ethmoïde qui manquait ainsi que les sinus frontaux. Les apophyses angulaires internes du coronal s'avançaient plus du côté du nez qu'elles n'ont coutume de faire et elles allaient se terminer en pointe antérieurement pour s'unir par suture avec la partie supérieure très-grêle des deux apophyses plates déjà décrites.

Le cerveau et le cervelet étaient presque entièrement dissous , à peine pouvait-on distinguer la substance cendrée de la substance blanche. Il n'y avait pas de nerfs olfactifs. Le corps du sphénoïde , par sa face inférieure , formait la partie supérieure de la cavité de la bouche ou voûte du palais. A la partie antérieure de cet os, à l'endroit où il se joint avec l'ethmoïde, il y avait une avance en forme d'apophyse mastoïde formée de cinq pièces cartilagineuses et très-spongieuses , longues de trois lignes et demie. Cette avance allait se terminer en pointe mousse et occupait la partie supérieure et antérieure de l'échancrure triangulaire interne du nez. Cette échancrure était formée par les deux apophyses plates et elle allait se joindre par suture avec les apophyses angulaires internes du coronal, pour former le nez.

Les os unguis étaient dans leurs forme et situation ordinaires ; le vomer et les apophyses ptérygoïdes en manquaient entièrement.

Après avoir décrit sous le nom d'apophyse mastoïde cartilagineuse et spongieuse ce que les attenances osseuses nous permettent de reconnaître avec certitude comme

2

étant une portion conservée de la lame criblée de l'ethmoïde,
Ballay suit habilement les filets nerveux de la région nasale
atrophiée et réduite en étendue ; il suit particulièrement
le rameau nasal de la branche ophtalmique, qu'il poursuit
jusque dans le trou orbitaire interne antérieur ; il voit le
rameau nasal aller de là se perdre dans les pièces cartilagineuses spongieuses et il se demande alors si, en cas de
vie de l'enfant, ces pièces n'auraient pas fait les fonctions
de l'os ethmoïde, arrivant ainsi à résoudre à son insu, par
la distribution des nerfs, les données ostéologiques qui
lui avaient échappé.

Enfin la question des causes provocatrices n'a pas été
oubliée par le judicieux anatomiste. Il nous dit que la mère,
âgée de quarante ans, est d'un bon tempérament ; qu'elle
s'est toujours bien portée, tant dans ses grossesses que
dans ses couches. Elle a eu sept enfants, tous bien formés ;
elle n'a pas été plus incommodée dans cette grossesse que
dans les précédentes, et elle a assuré qu'elle n'avait rien
vu qui pût faire la moindre impression sur son esprit et
qui ait pu donner lieu à ce vice de conformation.

Quant à la détermination de ce cas de monstruosité
comme cébocéphalie, il suffit pour l'établir d'énoncer les
caractères du genre.

« Deux yeux complètement distincts, pas de saillie du
nez, pas de trompe nasale, région interorbitaire très-
étroite et plane. » (Isid. Geoffroy Saint-Hilaire.)

Une différence remarquable entre les quatre cébocéphales de l'espèce humaine est celle du degré de rapprochement des orbites. Dans celui de Sœmmering, les os du
nez existaient, mais soudés et réduits à une petite pièce
lenticulaire ; l'ethmoïde était très-petit et presque sans
lame criblée.

Dans le cas du docteur Laroche, plus de traces des os

du nez ; les orbites n'étaient plus séparées que par la réunion des apophyses montantes des sus-maxillaires.

Sur celui d'Orléans, les apophyses montantes se terminent de chaque côté à la partie supérieure et latérale du nez en pointes très-grêles, c'est-à-dire qu'elles sont amoindries dans leur largeur vers le haut, moindres, par conséquent, que dans le cas précédent.

Dans le fœtus de Grenoble, il n'y a pas plus de traces des apophyses montantes que des os du nez ; il ne reste plus entre les orbites que deux petites saillies du frontal appuyées sur deux saillies des maxillaires supérieurs qui auraient été la base des apophyses montantes, si ces apophyses s'étaient développées.

Or, ces quatre degrés d'une même monstruosité font une transition progressive entre les genres ethmocéphale, rhinocéphale et cyclocéphale de Geoffroy Saint-Hilaire. Quelques millimètres de réduction sur l'espace interorbitaire, et le cébocéphale de Grenoble présentait non pas la rhinocéphalie, il n'a pas de trompe nasale, mais la cyclocéphalie (A).

Passons aux causes de la monstruosité : ici se présente la question d'adhérence du placenta. Un cas presque identique avec le nôtre sous le rapport du mode d'adhérence à la face a été vu, en 1850, à Toulouse et savamment étudié par MM. Joly et Guitard, qui l'ont décrit et figuré comme un cas de nosencéphalie quant à la monstruosité de la tête et qui ont considéré l'adhérence du placenta comme la cause des diverses défectuosités observées. La même théorie peut s'appliquer au cébocéphale de Grenoble. Une adhérence accidentelle s'est établie de bonne heure entre l'embryon et ses annexes par le capuchon céphalique, devenu adhérent aux lignes médianes de ce qui devait plus tard être le crâne et la face, et, par sa résistance, il a constitué les brides et les plis indiqués sur

la pl. 1 du nosencéphale de Toulouse et sur les fig. 1 et 2
de notre cébocéphale, en même temps qu'il a provoqué
la lésion du cerveau et les anomalies de la face et du
crâne. Mais cette combinaison a été un cas particulier
chez le fœtus de Grenoble ; il n'y a pas de liaisons nécessaires entre la cébocéphalie et une adhérence placentaire ; le
cébocéphale d'Orléans était exempt d'adhérences ; si cette
circonstance remarquable se fût présentée, elle n'aurait
pas échappé à la description si complète de Ballay ; de
même du cébocéphale de Sœmmering. Nous n'avons pas à
tenir compte de celui de Laroche, qui n'a été connu que
par le squelette.

Réciproquement, nous venons de rappeler le cas d'a-
dhérence du placenta avec la face sur le monstre de Toulouse, qui n'était pas cébocéphale, et il y a d'autres cas
d'adhérences céphalo-placentaires coïncidant avec des
monstruosités qui ne sont pas la cébocéphalie.

Une condition plus ordinaire et probablement constante
dans les monstruosités que Geoffroy Saint-Hilaire réunit
dans la famille des cyclocéphaliens, c'est la lésion du
cerveau plus ou moins considérable surtout dans sa partie
antérieure médiane, lésion presque toujours compliquée
d'hydrocéphalie. Notre cébocéphale était complètement
dans ce cas.

Quant à la cause première ou déterminante qui a provoqué sur l'enfant que nous venons d'étudier l'adhérence
du placenta et l'hydrocéphalie, sans entrer dans des détails
qui n'éclairciraient rien, je me bornerai à dire que la
mère a souffert moralement pendant sa grossesse et qu'elle
a dû se soumettre à une pression circulaire de la taille
peut-être un peu exagérée. Mais combien d'autres grossesses ont été accompagnées de ces particularités, et sou-
vent avec plus de violence, sans être suivies de consé-
quences aussi fâcheuses? Cette explication n'est d'ailleurs

qu'une supposition proposée en l'absence de toute cause évidente et elle est douteuse en raison même de la rareté du fait comparée à la fréquence de la cause supposée. Ce qui ne me paraît pas douteux, c'est l'influence immédiate de l'adhérence du placenta (B). Ce cas rentre tout à fait dans les monstruosités signalées théoriquement par Et. Geoffroy Saint-Hilaire comme « devant provenir d'adhérences ou de brides établies entre le jeune embryon et les membranes de l'œuf ou le placenta, » adhérences ou brides qui, suivant les circonstances, se détruisent plus ou moins promptement, ou, au contraire, se fortifient et subsistent assez longtemps, soit pour que des cicatrices manifestes en attestent chez le fœtus naissant l'existence passée, soit pour qu'elles-mêmes soient encore conservées entières au moment de la parturition.

Geoffroy Saint-Hilaire ne s'en est pas tenu à des généralités : il a précisé le cas que nous avons sous les yeux en ce qui concerne l'anomalie de la lèvre et de la mâchoire supérieure, lorsque à propos du bec de lièvre et de ses causes il explique par un obstacle mécanique le défaut de réunion de l'intermaxillaire avec le maxillaire et des diverses portions de la lèvre entre elles, obstacle qu'il attribue à des adhérences pathologiques établies entre les membranes de l'œuf et les parties antérieures de la mâchoire et à un tirage exercé sur celles-ci par ces membranes, par l'intermédiaire des brides d'adhérence.

Quant à la rareté du fait actuel, elle est probablement plus apparente que réelle : des cas analogues, soit avec, soit sans adhérences du placenta, ont dû se produire d'autres fois et passer non pas inaperçus, mais cachés. Qui pourrait dire combien de faits importants, au point de vue de la science, sont soustraits aux études tératologiques par une susceptibilité exagérée des familles ?

A. La famille des cyclocéphaliens comprend les genres ethmocéphale, cébocéphale, rhinocéphale, cyclocéphale et stomocéphale. Ces cinq genres sont des degrés de plus en plus prononcés d'une même monstruosité caractérisée par l'atrophie de l'appareil nasal avec déformation et atrophie des appareils de la vision qui se rapprochent l'un de l'autre vers la ligne médiane, où ils tendent à se confondre en un appareil unique et symétrique. Cette monstruosité est liée à une lésion de la région antérieure du cerveau et du crâne très analogue aux lésions de la face, savoir : l'atrophie ou la destruction de la partie médiane antérieure du cerveau et du crâne avec tendance des parties latérales attenantes à la fusion médiane.

B. Sur les quatre cébocéphales, un seul a présenté des adhérences placentaires ; on peut donc mettre en doute l'influence de cette circonstance comme cause et supposer que sur notre cébocéphale la monstruosité s'est produite indépendamment de l'adhérence par le seul fait soit de l'hydrocéphalie, soit des causes quelconques qui ont pu produire les autres cébocéphalies exemptes d'adhérence. Dans cette supposition, on pourrait admettre que l'hydrocéphalie ayant précédé toute autre lésion, le sac hydrocéphalique distendu aurait fait hernie au sommet de la tête, se serait trouvé en contact immédiat avec le placenta et aurait contracté une adhérence qui se serait prolongée sur le front et jusqu'à la face. Dans ce cas, l'adhérence aurait été non la cause primitive et déterminante de la monstruosité, mais un effet accidentel et accessoire de l'hydrocéphalie.

Mais, d'autre part, il faut considérer que les cas d'adhérence du placenta avec le fœtus, quelle que soit d'ailleurs la partie fœtale adhérente, sont tous *nécessairement* liés comme dans le cas actuel à des vices de conformation du fœtus dans la région adhérente. De plus, suivant la remarque de Joulin, lorsqu'il existe une adhérence directe du fœtus au placenta, que ce soit par le crâne ou la face ou par les régions du dos ou du ventre, il existe presque toujours en même temps des vices de conformation des membres et dans d'autres régions. Le cébocéphale de Grenoble faisait exception sous ce rapport,

car il n'avait de difformités que dans les régions où existaient
les adhérences. La remarque générale mais non absolue de
Joulin n'en est pas moins exacte : il s'est d'ailleurs appuyé
sur des faits, et à ceux qu'il a cités on peut ajouter celui du
nosencéphale de Toulouse qui, avec une adhérence du placenta au crâne et à la face, avait en outre un léger renverse-
ment des pieds en dedans, le cœur déjeté à droite et une
absence totale des organes génitaux internes, que d'après
l'inspection des parties extérieures on présumait devoir être
femelles. Or, il n'existait ni ovaires, ni trompes, ni matrice,
ni vagin.

Un autre cas confirmatif de la remarque de Joulin serait
celui d'un enfant qui avait été donné à la collection du jardin
du roi par Mertrud, démonstrateur d'anatomie, et qui a été
décrit sommairement par Daubenton. Il y avait sur le sommet
de la tête une adhérence du cordon avec la peau et outre de
graves anomalies de la face, monopsie, etc., directement liées
à cette adhérence, il y avait une hernie abdominale considérable formée par le foie, l'intestin et une partie de l'estomac
qui étaient hors du ventre par suite d'une éventration natu-
relle. (Daub., *Descript. du cabinet du jardin du Roi*,
t XIV, p. 384).

Ici la simple adhérence du cordon seul aurait suffi à déter-
miner des désordres anatomiques aussi graves et aussi com-
pliqués que s'ils avaient été provoqués par des adhérences du
placenta ; ce qui s'expliquerait par cette seule circonstance
que tout ce qui est susceptible de troubler la libre et régulière circulation entre la mère et le fœtus peut provoquer des
désordres dans le développement normal de celui-ci.

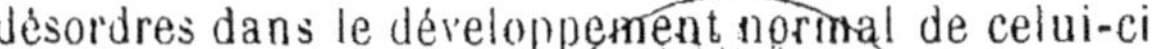

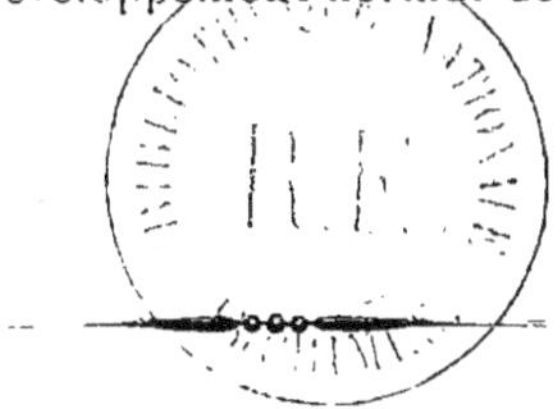

Fig .1.

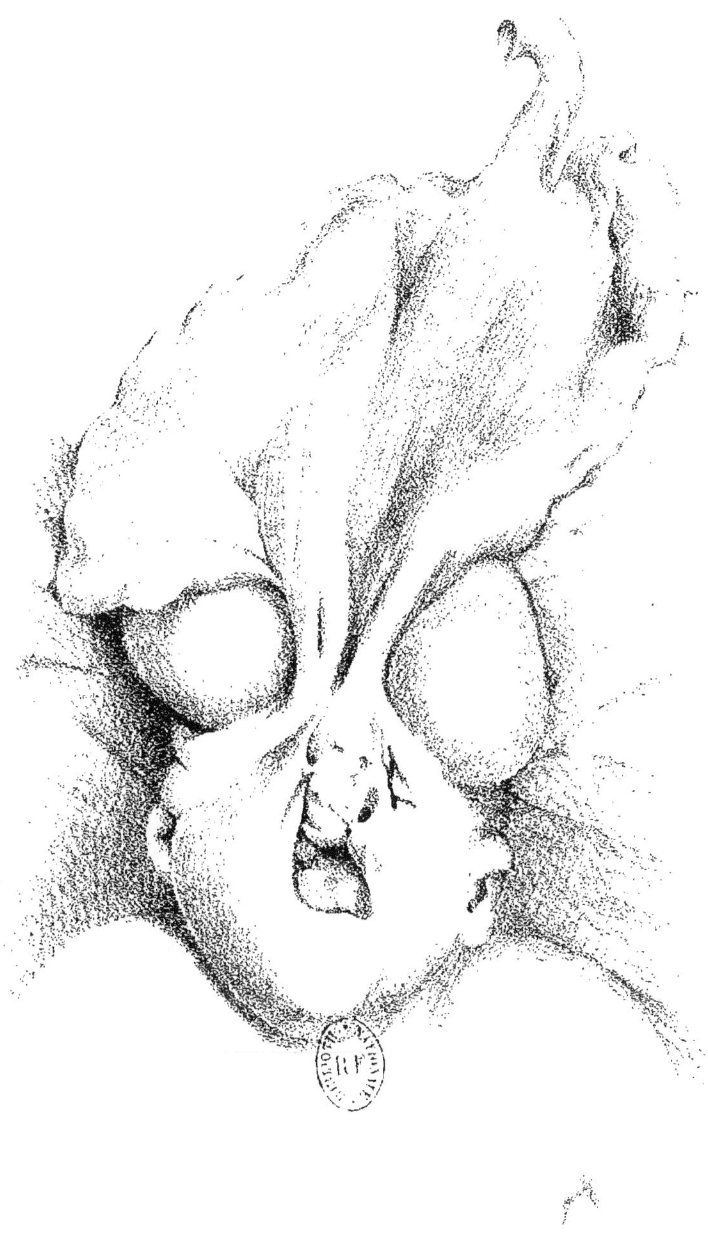

Ph . B . del .
V.C .lith .

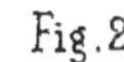

Fig.2 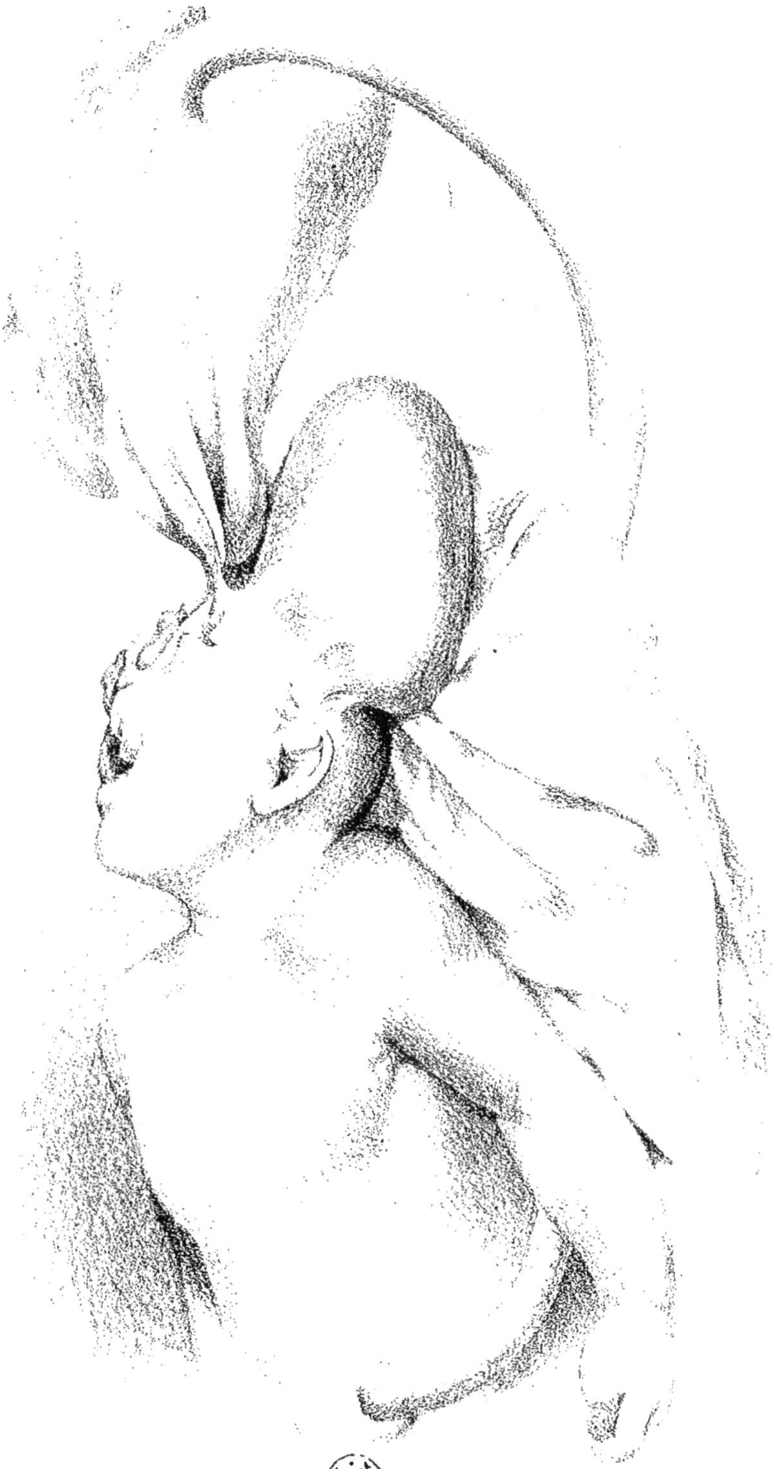
V.C. lith.
Ph. B. del.
Lith. Maisonville et fils

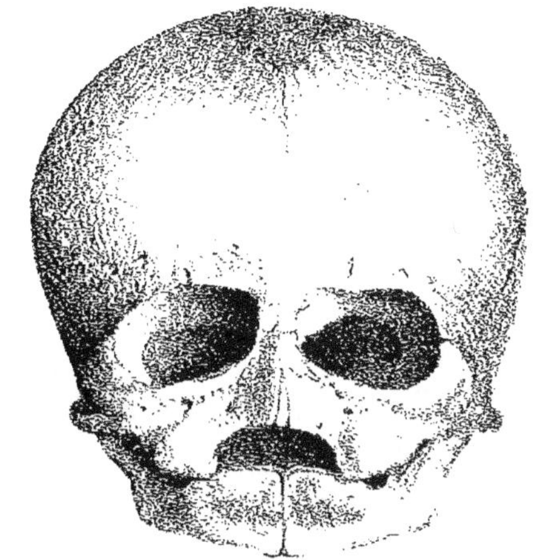

Fig. 3.

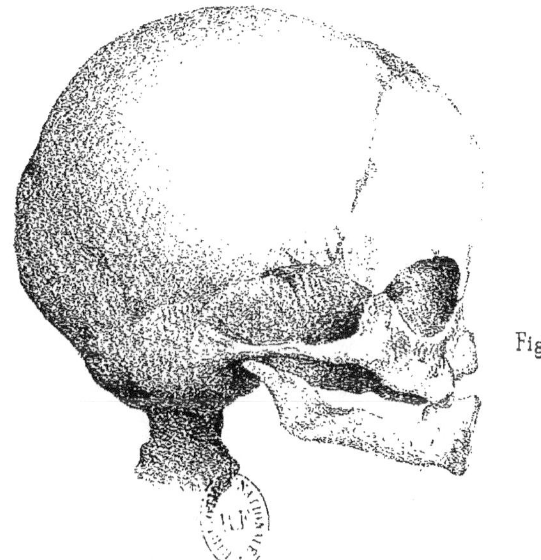

Fig. 4.

V.C. del. et Lith.